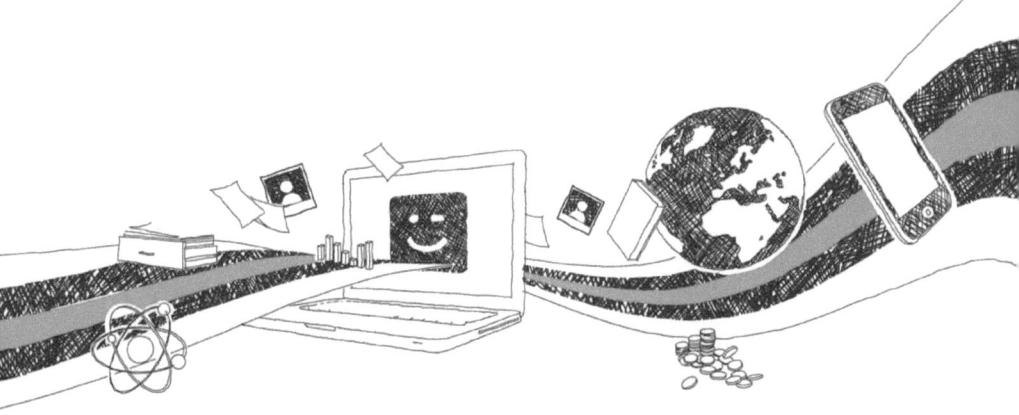
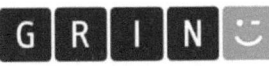

Ralf J. Jochheim, MSc, MBA

Managed Care & Integrierte Versorgung in den USA, Deutschland und Österreich

Modelle für die Zukunft des Gesundheitswesens?

GRIN Verlag

Bibliografische Information der Deutschen Nationalbibliothek:

Die Deutsche Bibliothek verzeichnet diese Publikation in der Deutschen National-
bibliografie; detaillierte bibliografische Daten sind im Internet über http://dnb.d-
nb.de/ abrufbar.

Impressum:

Copyright © 2011 GRIN Verlag GmbH
Druck und Bindung: Books on Demand GmbH, Norderstedt Germany
ISBN: 978-3-656-14028-3

Dieses Buch bei GRIN:

http://www.grin.com/de/e-book/189674/managed-care-integrierte-versorgung-in-
den-usa-deutschland-und-oesterreich

GRIN - Your knowledge has value

Der GRIN Verlag publiziert seit 1998 wissenschaftliche Arbeiten von Studenten, Hochschullehrern und anderen Akademikern als eBook und gedrucktes Buch. Die Verlagswebsite www.grin.com ist die ideale Plattform zur Veröffentlichung von Hausarbeiten, Abschlussarbeiten, wissenschaftlichen Aufsätzen, Dissertationen und Fachbüchern.

Besuchen Sie uns im Internet:

http://www.grin.com/

http://www.facebook.com/grincom

http://www.twitter.com/grin_com

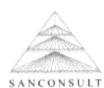 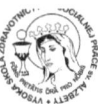

INHALTSVERZEICHNIS

1. Einleitung   3

2. Versuch einer Definition von Managed Care (MC)   3

3. Managed Care Instrumente   4
    3.1. Gatekeeping   4
    3.2. Fall-Management   4
    3.3. Pauschalierte Vergütungssysteme   5
    3.4. Qualitätsmanagement   6

4. Managed Care Organisationen in den USA   6
    4.1. HMOs - Health Maintenance Organisations   7
          4.1.1. Staff-Model   7
          4.1.2. Group-Model   8
          4.1.3. IPA (Independent-practice-association)   8
          4.1.4. Network-Model   8
    4.2. PPOs – Preferred Provider Organisations   9
    4.3. POSs – Point of Service Organisations   9
    4.4. Qualitätskontrolle   10
    4.5. Probleme trotz Managed Care in den USA   10

5. Stand der Umsetzung von Managed Care in Deutschland   11
    5.1. Hausarztmodelle   12
    5.2. Medizinische Versorgungszentren - MVZs   12
    5.3. Disease-Management-Programme – DMPs   13
    5.4. Würdigung Managed Care/Integrierte Versorgung in
          Deutschland   14

6. Reflektion zu Österreich   17
    6.1. Aktuelle Situation   17
    6.2. Modellprojekte zur Integrierten Versorgung   18
          6.2.1. Disease Management Programm   18
          6.2.2. Entlassungsmanagement   19
          6.2.3. Integrierte Versorgung von Schlaganfallpatienten   20

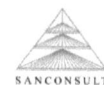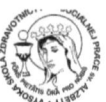
6.2.4. Mamma-Screening   20

6.2.5. Auflistung weiterer Projekte zur Integrierten

Versorgung   21

6.3. Würdigung Managed Care/Integrierte Versorgung in

Österreich   22

Literaturverzeichnis   23

Anhang   24

Anmerkung:

Aus Gründen der leichteren Lesbarkeit wird in dieser Arbeit eine geschlechterneutrale Schreibweise verwendet und vorrangig maskuline Begriffe wie Patient und Versicherter verwendet.

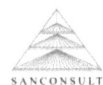 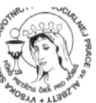

1. Einleitung

In der vorliegenden Arbeit wird das Thema Managed Care (MC) behandelt, das aufgrund der Probleme mit der Aufrechterhaltung und Finanzierbarkeit des Gesundheitswesens in vielen Staaten Europas und den USA hochaktuell ist. Angesichts des technischen und medizinischen Fortschritts und der damit verbundenen höheren Lebenserwartung der Bevölkerungen ist MC ein wichtiges Konzept, das in einer Marktwirtschaft effiziente Strukturen zur Kostenreduktion und zur besseren Steuerbarkeit schaffen soll.

Ziel der Ausarbeitung ist es aufzuzeigen, welche Entwicklung MC im Ursprungsland USA seit 1849 genommen hat und wie die Ergebnisse und Erfahrungen zu bewerten sind. Im Vergleich dazu wird der Versuch der Umsetzung von Managed Care am Beispiel von Deutschland vorgestellt, wo erste gesetzliche Regelungen im Jahr 2000 aufgestellt wurden. Am Schluss steht eine Reflexion auf die aktuelle Situation in Österreich, die hier beschlossenen Vorgaben und die Auseinandersetzung mit dem Thema.

2. Versuch einer Definition von Managed Care (MC)

Für den aus den USA stammenden Begriff „Managed (Health) Care" gibt es keine eindeutige Übersetzung ins Deutsche. Daher werden verschiedene Begriffe wie z. B. „Versorgungsmanagement", „Geführte Versorgung" oder die in Deutschland im Gesetzestext zur Reform der gesetzlichen Krankenversicherung aus dem Jahr 2000 benutzte Bezeichnung „Integrierte Versorgung", zur Begriffsübersetzung herangezogen (vgl: Mühlenkamp, H., 2000, S: 29). Nach dem Studium der vorliegenden umfangreichen Literatur umbeschreibe bzw. definiere ich Managed Care wie folgt:

Managed Care ist der Versuch, unter Anwendung verschiedener Managementinstrumente und Organisationsformen, die Kosten des Gesundheitswesens so zu steuern, dass bei Sicherung oder Steigerung der bestehenden Behandlungsqualität, die Kosten reduziert oder mindestens auf gleichem Niveau gehalten werden.

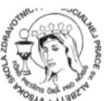

3. Managed Care Instrumente

Wie bereits erwähnt bedient sich das Managed Care verschiedener Managementinstrumente bei der Konstruktion der einzelnen Modelle, die in den folgenden Untersuchungen immer wieder auftauchen werden, deshalb folgt eine kurze Vorstellung dieser Instrumente.

3.1. Gatekeeper

Im Gegensatz zur freien Arztwahl und dem direkten Zugang zu Fachärzten wird beim MC oftmals ein Gatekeeper, also ein so genannter Schleusenwärter, eingesetzt. Seine Aufgabe ist es die medizinische Versorgung auf der niedrigsten Stufe sicher zu stellen und den Behandlungsablauf zu koordinieren und zu organisieren.

Der Gatekeeper entscheidet, ob die notwendigen Leistungen beim Allgemein-mediziner, Facharzt oder im Krankenhaus erbracht werden, um so unnötige teure Facharzt- bzw. stationäre Behandlungen zu vermeiden. Die Überprüfung der Angemessenheit wird damit zu einem systematischen Bestandteil.

3.2. Fall-Management

Unter diesem Begriff werden die beiden Instrumente Case- und Disease-Management zusammengefasst. Beim Case-Management gilt die Konzentration der Koordination und Steuerung eines einzelnen Behandlungsfalles. Im Disease-Management geht es um Patientenkollektive mit dem gleichen Krankheitsbild, wie z. B. Brustkrebspatientinnen, Asthmatiker oder Diabetiker.

Ziel des Fall-Managements ist es durch Schnittstellenkoordination unter Einbeziehung von Prävention, Diagnostik, Therapie, Rehabilitation und Pflege das Kosten-Leistungs-Verhältnis zu optimieren. Zu diesem Zweck werden Behandlungsleitlinien oder –richtlinien verbindlich vorgegeben.

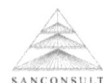 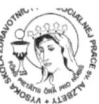
3.3. Pauschalierte Vergütungsmodelle

MC zeichnet sich auch durch die Konstruktion neuer Vergütungssysteme aus, die die Einzelleistungsvergütung ersetzen und somit eine ungesteuerte Mengenausweitung der Leistungen verhindern sollen. Im Gegensatz zur bisherigen Praxis, eher an der Krankheit der Patienten zu verdienen, sollen damit die Gesundheiterhaltung und die effektive Gestaltung der Patientenversorgung im Vordergrund stehen. Die drei wichtigsten bestehenden Formen dieser Vergütungsmodelle und deren Vor- und Nachteile sind:

Fallpauschalen

Bei den Fallpauschalen wird eine fixe Summe pro Behandlungsfall erstattet.

Diese Vergütungsform hat die Vorteile, dass sie den Anreiz bietet möglichst medizinisch und technisch effizient zu arbeiten, z. B. um Verweildauern im Krankenhaus zu verkürzen und eine gute Basis für die Kostenträgerrechnung bietet. Nachteile sind die Gefahr zur Fallausweitung und der zu frühen Entlassung sowie der hohe Einstufungs- bzw. Kodieraufwand. In jedem Fall ist bei dieser Vergütungsform ein hohes Maß an Qualitätsmanagement erforderlich.

Kopfpauschalen

Bei diesem Modell wird für einen Patienten eine Summe gezahlt, die alle Leistungsbereiche mit denen der Patient in Berührung kommt, umfasst. Es handelt sich um eine Pauschale, die an eine Gemeinschaft von Leistungserbringern, für in Menge und Qualität genau definierte Leistungen gezahlt wird, die die Verteilung dann intern regeln.

Vorteile dieses Vergütungsansatzes sind, der Anreiz zur Prävention zur effizienten Behandlung, ein vergleichsweise großer Handlungsspielraum der Anbietergemeinschaft und eine gute Planbarkeit des Budgets für die Kostenträger. Nachteile sind die schwierige Erstellung dieses Vergütungssystems und die Koordination der einzelnen Leistungsanbieter untereinander sowie die Gefahr, einer Unterversorgung der Patienten aus Profitgründen. Deshalb sind bei diesem Modell ein funktionierendes Qualitätsmanagement und

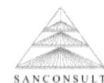
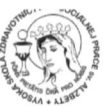
umfangreiche methodische Vorarbeiten zur Risiko-Adjustierung erforderlich.

Gehalt für Ärzte

Dieses Modell ist das am einfachsten umzusetzen, beinhaltet eine gute prospektive Planbarkeit der Kosten und es besteht keine Gefahr der Leistungsverweigerung gegenüber Patienten. Allerdings besteht in der Grundform auch kein Anreiz für effektives Arbeiten. Deshalb wird es bei diesem Modell nötig sein, zusätzliche Motivationsinstrumente ergänzend einzusetzen.

3.4. Qualitätsmanagement

Um der Gefahr einer möglichen Leistungsvorenthaltung vorzubeugen, ist die Qualitätskontrolle ein wesentliches Instrument im Rahmen des MCs. Deshalb ist es die Aufgabe des Qualitätsmanagements Anreizsysteme und Organisationsformen vorzugeben, die auf eine Qualitätssicherung und – steigerung ausgerichtet sind (vgl: Zweifel, P. et al., 2007, S: 18).

Bei modernen Ansätzen zum Qualitätsmanagement im Gesundheitswesen sind die folgenden Elemente zu berücksichtigen:

Definition der Qualitätskriterien und der Messinstrumente

Erfassung der Versicherten/Patienten zur Leistungserstellung

im Sinne der Kundenorientierung

Methoden zur Mitarbeitermotivation, um die Qualität zu sichern

und zu steigern im Sinne der Mitarbeiterorientierung

Prozesskontrolle bei der Erstellung und Einhaltung von

Gesundheitsleistungen (vgl: Zweifel, P. et al., 2007, S: 18).

4. Managed Care Organisationen in den USA

Im Ursprungsland von Managed Care, den USA, sind ca. 70 % der versicherten Bevölkerung in einer Versicherungsform mit Managed Care-Elementen versichert (vgl: Zweifel, P. et al., 2007, S: 14).

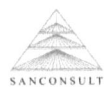 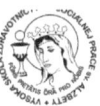
Bei den unter den Punkten 4.1. bis 4.3. dargestellten Managed Care Organisationsformen handelt es sich um die drei in den USA bestehenden Formen, die exemplarisch für das Managed Care System in den USA stehen.

4.1. HMOs - Health Maintenance Organisations

HMOs sind Profit-Unternehmen in den USA, die Versicherten gegen eine vereinbarte Prämie ein umfassendes Gesundheitspaket bietet, das mindestens ambulante ärztliche und stationäre Leistungen beinhaltet.

Die Finanzierung und die Leistungserbringung werden bei einem Anbieter vereint. Die Gegenleistung für eine günstigere Versicherungsprämie bis zu 30% gegenüber herkömmlichen Versicherungsprämien, ist die Einhaltung bestimmter Vorschriften, z. B. vertraglich festgelegte Ärzte als Gatekeeper. Da die Vergütung der Leistungen häufig in Form von Kopfpauschalen erfolgt, besteht seitens der Ärzte ein großer Anreiz zu einer kostengünstigen Versorgung ihrer Patienten.

Es gibt bei den HMOs mehrere Modellvarianten, die häufig nicht eindeutig abgegrenzt werden können. Zu den wesentlichen zählen die unter den folgenden Punkten beschriebenen Varianten:

4.1.1. Staff-Model

Das Staff-Model ist die einfachste, aber auch seltenste Form. Im Rahmen dieses Modells sind die Ärzte angestellt und erhalten ein fixes Gehalt. Die HMOs selbst sind die Träger einzelner oder mehrerer Praxen und somit auch Leistungsanbieter. Teilweise bestehen zusätzlich Bonisysteme für die Ärzte. Patienten, die nicht Mitglied sind, dürfen generell nicht behandelt werden.

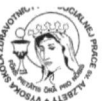

4.1.2. Group-Model

Bei dieser Variante sind die Ärzte nicht Angestellte des HMOs, sondern Teilhaber an einer Gruppenpraxis und werden über Fall- oder Kopfpauschalen vergütet. Innerhalb der Gruppenpraxis können die Ärzte angestellt oder selbstständig tätig sein. Zwischen HMO und der Gruppenpraxis wird ein Exklusivvertrag geschlossen, der auch beeinhaltet, dass externe Patienten nicht behandelt werden dürfen.

4.1.3. IPA (Independent-Practice-Association)

Die häufigste Form in den USA ist ein Zusammenschluss selbstständiger Ärzte in freier vertraglicher Zusammenarbeit mit einem Versicherungsunternehmen. Die Ärzte haben zusätzlich die Freiheit mit anderen Versicherungsunternehmen ähnliche Verträge abzuschließen, wodurch die Situation entsteht, dass der Arzt nach verschiedenen Behandlungsvorgaben und Therapiestandards, je nach Versicherer, arbeiten. Fachärztliche Leistungen werden bei diesem Modell in der Regel einzeln vergütet.

4.2.4 Network-Model

Bei diesem Modell schließen Krankenversicherungsanbieter Verträge mit ausgewählten Ärztegruppen und/oder Praxen ab.
Die HMO übernimmt die Steuerung, Kontrolle und Koordination der einzelnen Mitglieder. Die Vergütung erfolgt auf der Grundlage vereinbarter Pauschalen. Die Patienten wählen einen Arzt des Netzwerkes als Gatekeeper, der sie bei Notwendigkeit an Fachärzte oder Krankenhäuser überweist, die ebenfalls mit der HMO Verträge unterhalten. Der Unterschied zum Group-Modell besteht darin, dass die Ärzte auch Patienten außerhalb der HMO behandeln können.
Das Network-Modell ist eigentlich eine Kombination aus IPA- und Group-Modellen mit diversen Gestaltungsoptionen.

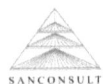 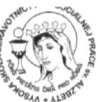
4.2. PPOs – Preferred Provider Organisations

Diese Organisationsform wurde zehn Jahre nach der Einführung der HMOs in den USA von den konventionellen Krankenversicherungen und den Ärzten ins Leben gerufen. Obwohl Ähnlichkeiten mit den HMOs bestehen, gibt es drei wesentliche Unterschiede:

I.   Das Instrument des Gatekeepers wird kaum angewendet.

II. Keine Beteiligung der Ärzte am Versicherungsplanrisiko.

III. Einzelleistungsvergütung mit Preisabschlägen für den ambulanten Bereich und Vergütung in Form von Fallpauschalen für stationäre Leistungen.

Bei dieser Form wird versucht, den Patienten und den Ärzten mehr Freiheiten einzuräumen, was gleichzeitig höhere Versicherungsprämien zur Folge hat. Kostenersparnisse werden durch Preisrabatte seitens der Leistungserbringer bei Vertragsabschuss und eine höhere Eigenbeteiligung der Versicherten erzielt. Auch hier spielt die Kosten- und Leistungskontrolle eine große Rolle, die dafür sorgen soll, die Qualität zu sichern und eine mengenmäßige Leistungsausweitung zu verhindern.

4.3. POSs – Point of Service Organisations

Eine Mischform der HMOs und der PPOs stellt das POS-Modell dar und gewinnt zunehmend an Bedeutung. Der Versicherte kann zum Zeitpunkt der Inanspruchnahme die Entscheidung treffen, ob er Leistungen im HMO-Netzwerk in Anspruch nimmt, oder ob er sich Wahlfreiheit und Strukturvorteile externer Leistungsanbieter gönnt. Kostenmäßig liegt der jährliche Selbstbehalt für interne Leistungen auf dem niedrigen HMO-Niveau und für externe Leistungen auf dem Niveau der PPOs. So hat der Versicherte einerseits die besonders in den USA wichtige Wahlfreiheit und die Möglichkeit der Aufrechterhaltung einer bestehenden Arzt-Patienten-Beziehung. (vgl: Mühlenkamp, H., 2000, S: 44) Auf der anderen Seite erkauft er sich diese Freiheit durch vergleichsweise höhere Versicherungsprämien als bei den anderen Modellen.

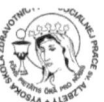

4.4. Qualitätskontrolle

Wie schon unter Punkt 3.4. ausgeführt, ist die Kontrolle der Qualität ein wichtiges Element in einem Managed Care System. Deshalb existieren seit den 90er Jahren Instrumente und Verfahren der externen Qualitätssicherung in den USA. Eine wichtige Rolle nimmt hier das National Committee for Quality Assurance (NCQA) ein. Diese Organisation verfügt über einen standardisierten Katalog von ca. 65 Struktur-, Prozess- und Ergebnisindikatoren, dem Informationssystem HEDIS (Health Plan Explorer Data and Information Set). Dieses System trägt wesentlich zur Transparenz im Gesundheitswesen der USA bei, da es vergleichbare Indikatoren zur Qualitätsbeurteilung der Managed Care Organisationen bereitstellt. Dazu gehören die Versorgungseffektivität, die Versorgungskosten, der Zugang zu den Leistungen und die Kundenzufriedenheit (vgl: Zweifel, P. et al., 2007, S: 19).

4.5. Probleme trotz Managed Care in den USA

Obwohl die USA das Land ist, das als erstes Managed Care eingeführt hat und folglich eine lange Erfahrung mit den verschiedenen o. g. Systemen hat, bestehen hier die folgenden gravierenden Probleme:

I.   Höchste Gesundheitsausgaben gemessen am Bruttoinlandprodukt.

II.   Schlechtester Gesundheitszustand gemessen an der Lebenserwartung gegenüber Deutschland, Niederlande, Schweden, Großbritannien und der Schweiz.

III. Keine obligatorische Krankenversicherung, dadurch besteht keine gesetzliche Grundversorgung und es gibt einen hohen Anteil (ca. 16%) Nichtversicherter.

IV.   Ein großer Teil der Bevölkerung ist über den Arbeitgeber versichert (ca. 60%), der die Verträge mit den Versicherungen abschließt, die überwiegend auf den o. g. MC-Modellen basieren, in der Regel sind dies HMOs. Dadurch werden eine mögliche Wahlfreiheit und der Wettbewerb behindert.

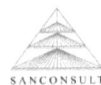 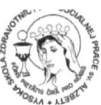
V.   Stark differente Leistungskataloge je nach Krankenversicherer (vgl: Zweifel, P. et al., 2007, S: 74ff.).

5.   Stand der Umsetzung von Managed Care in Deutschland

In Deutschland wurden mit dem Gesundheitsreformgesetz 2000 die rechtlichen Rahmenbedingungen für eine Einführung von MC-Konzepten in Form einer sektorübergreifenden integrierten Versorgung geschaffen. Unter Integrierter Versorgung wird die Gestaltung von Versorgungsstrukturen und Verträgen zur Überwindung der bisher strikt getrennten Bereiche ambulante und stationäre Versorgung verstanden. Für die Praxis anwendbar angepasst wurde dieses Gesetz dann mit dem GKV-Modernisierungsgesetz 2004. Hier wurden u. a. eine 1%ige Anschubsfinanzierung sowie vereinfachte Rahmenbedingungen zur Umsetzung Medizinischer Versorgungszentren und Hausarztmodellen beschlossen sowie die Teilöffnung von Krankenhäusern für ambulante Leistungen ermöglicht (vgl: Zweifel, P. et al., 2007, S: 22).

Die Ziele die in Deutschland mit diesen gesetzlichen Regelungen verfolgt werden, haben den Fokus auf Kosteneinsparungen oder mindestens einer Vermeidung einer weiteren Zunahme der Kosten für die Gesundheitsversorgung. Diese sind im Wesentlichen:

I.   Schaffung der Voraussetzungen einer Vernetzung von Leistungsanbietern der ambulanten und stationären Bereiche.

II.   Nutzung von Synergieeffekten zwischen kooperierenden Sektoren.

III.   Übernahme von Budgetverantwortung durch die Leistungserbringer und dadurch Ansporn zur bestmöglichen wirtschaftlichen und qualitativen Arbeitsweise.

IV.   Endziel ist die Übernahme der ganzheitlichen Gesundheitsversorgung durch eine sektorübergreifende Vernetzung oder durch Organisationen mit einem gemeinsamen Budget.

Auf der Grundlage dieser Vorgaben haben sich in Deutschland bisher die drei folgenden Modelle von Managed Care, bzw. Integrierter Versorgung entwickelt.

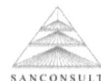 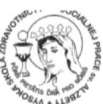

5.1. Hausarztmodelle

Als Hausarztmodell wird ein ärztliches Betreuungsmodell bezeichnet in dem der Hausarzt die Grundversorgung sicherstellt, als Gatekeeper den Patienten bei Bedarf an einen Facharzt oder an ein Krankenhaus verweist und in der Funktion eines Fallmanagers das Leistungsgeschehen steuert (vgl: Berchtold, P. et al., 2003, S: 288)

Dieses Modell ist das in Deutschland häufigste und wird in der Form praktiziert, dass die Krankenkassen mit ausgewählten Hausärzten Verträge schließen und sich Versicherte freiwillig verpflichten sich für ein Jahr von diesem Arzt als Gatekeeper begleiten zu lassen. Im Gegenzug erhalten sie dafür Beitragsreduktionen oder eine Praxisgebühr in Höhe von 10 Euro wird ihnen erlassen (vgl: Zweifel, P. et al., 2007, S: 23). Das Modell kommt dem amerikanischen HMO-Modell mit IPA-Ausprägung am nächsten.

Es muss allerdings bemerkt werden, dass dieses Modell in Deutschland bisher weder angenommen wird, da sich nur 20 % der Versicherten dafür entschieden hat, noch besondere Ersparnisse erzielt wurden, da die Einführungskosten sehr hoch sind (vgl: Zweifel, P. et al., 2007, S: 23). Bei diesem Modell übernehmen die Hausärzte keine Budgetverantwortung und deshalb ist ihr Interesse an Kosteneinsparungen gering. Ebenso verhält es sich bei den Patienten, die auch keinen monetären Vorteil aus einer möglichen Verhaltensänderung erzielen. Erschwerend kommt hinzu, dass in Deutschland generell wenig Kostentransparenz vorliegt, da durch ein Direktabrechnungssystem mit den Versicherungen die Versicherten keine Einsicht über die Kostenverteilung erhalten.

5.2. Medizinische Versorgungszentren - MVZs

Die zweite Variante der Modelle einer Integrierten Versorgung sind die MVZs, bei denen eine facharzt- und sektorübergreifende Zusammenarbeit organisiert wird. Vergleichbar ist diese Organisationsform mit den HMOs in den USA, am ähnlichsten ist hier das Network-Model, aber mit dem entscheidenden

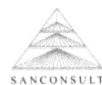 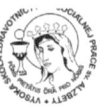
Unterschied, dass die medizinische und die ökonomische Verantwortung nicht in einer Hand liegen (vgl: Zweifel, P. et al., 2007, S: 23).

Bei den MVZs ist es möglich, dass Ärzte Direktverträge abschließen, die effizienzbezogen sind. Die Realität zeigt aber, dass die meisten Verträge über die in Deutschland dominante Kassenärztliche Vereinigung abgeschlossen werden, die Vergütung weiterhin konventionell erfolgt und damit das Bestreben der Versicherungen zur kostenbewussten Arbeit der Ärzte untergraben wird. Es ist sogar so, dass das umfassende Angebot eines MVZs dazu anregt, eine Überversorgung zu erzeugen und dadurch die Kosten steigen.

Da auch bei diesem Modell die Kosten von der GKV direkt übernommen werden, bestehen auch hier für die Patienten keine Kostentransparenz und kein Anreiz sich kostenbewusst einzubringen (vgl: Zweifel, P. et al., 2007, S: 28 und 29)

5.3. Disease-Management-Programme - DMPs

Diese Programme wurden in Anlehnung an das unter Punkt 3.2. vorgestellte Managed Care Instrument Fall-Management entwickelt, um die Prozesse zur Behandlung und Betreuung chronisch kranker Patienten zu optimieren und dadurch Kosten zu sparen. Bisher wurden vier Krankheiten ausgewählt: Brustkrebs, Asthma, Herzerkrankung und Diabetes. Das deutsche Bundesversicherungsamt legt dabei verbindliche Behandlungsrichtlinien fest und ist für die Qualitätskontrolle verantwortlich. Verträge laufen über drei Jahre. Finanziert werden diese Programme aus dem Risikostrukturausgleich, allerdings zeigt sich jetzt schon, dass diese Mittel nicht ausreichen werden (vgl: Zweifel, P. et al., 2007, S: 24).

Die teilnehmenden Patienten erhalten aus diesen Mitteln eine Beitragsreduktion und sollen durch regelmäßige Kontrolluntersuchungen zusätzlich von einer Verringerung der Folgeschäden und einer akuten Gesundheitsverschlechterung

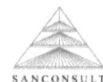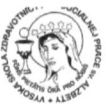
profitieren. Der Preis dafür ist der Verzicht auf freie Arzt- und Krankenhauswahl (vgl: Zweifel, P. et al., 2007, S: 24).

Der Grundgedanke dieses Modells entspricht zwar auch dem MC, ein vergleichbares Modell findet sich aber in den USA nicht. Das Modell wird in Deutschland bisher noch nicht gut angenommen und lässt die Vermutung zu, dass für die meisten chronisch kranken Patienten die Wahlfreiheit einen höheren Stellenwert besitzt, als die o. g. vermeintlichen Vorteilen bei der Teilnahme an einem Programm.

Da den Ärzten durch die Vorgabe der Behandlungsrichtlinien ihre Behandlungsfreiheit beschnitten wird und die Vergütung der herkömmlichen entspricht, besteht auch für sie kein Anreiz das Modell zu unterstützen. Somit bestehen nur für die Krankenkassen Vorteile, beispielsweise besitzen sie mit diesem Modell ein Steuerungselement und können bei einer großen Menge von Leistungsanbietern den Wettbewerb fördern, um so Kostenersparnisse oder Leistungsverbesserungen zu erreichen. Da aber derzeit das Interesse an diesem Modell zu gering ist, können die möglichen Vorteile derzeit nicht gewinnbringend umgesetzt werden.

5.4. Würdigung Managed Care/Integrierte Versorgung in Deutschland

Nach der Aufarbeitung der o. g. Modelle und Programm muss festgestellt werden, dass die Bemühungen MC bzw. Integrierte Versorgung in Deutschland einzuführen, bisher nicht erfolgreich gelungen sind. Dies kann vordergründig mit den hohen bürokratischen Hürden und zum anderen mit den wenig attraktiven monetären Verbesserungen für alle Beteiligten begründet werden. Allerdings bin ich der Meinung, dass die Folge daraus nur eine weitere Verbesserung der Rahmenbedingungen sein darf, denn nach Auswertung der folgenden Vor- und Nachteile, würden alle Beteiligten von einer gelungenen Umsetzung profitieren.

I.   Krankenversicherungen

Vorteile: - Qualitätsverbesserungen durch mehr Wettbewerb

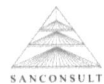 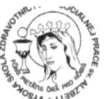
- Kosteneinsparung bei ambulanter vor stationärer Versorgung
- bessere Kostenkalkulationsmöglichkeit
- größere Transparenz der Qualität

Nachteil: - hohe Anfangskosten zur Etablierung der Modelle

II. Patienten

Vorteile: - langfristig qualitativ bessere und patientenorientiertere
Versorgung
- Sicherheit zum Vorliegen detaillierter Daten bei Notfallbe-
handlungen
- Steuerung durch den Arzt des Vertrauens innerhalb des
Netzwerkes
- Vermeidung von Doppeluntersuchungen und unnötigen
Stationären Krankenhausaufenthalten
- umfassende prä- und postoperative Betreuung sowie
koordinierte Rehabilitation und Pflege.

Nachteile: - eingeschränkte Wahlmöglichkeiten bei der Facharztwahl und
der stationären Versorgung
- Weitergabeoption von Patientendaten führt zum „gläsernen
Patienten"

III. Krankenhäuser

Vorteile: - bessere Planungsgrundlagen
- Option der Patientenbegleitung über den stationären Aufenthalt
hinaus
- Option für neue Vergütungsformen
- bessere Spezialisierungsmöglichkeiten
- Nutzung gemeinsamer Technologien und Zugriff auf umfang-
reiche Daten aus dem Netzwerk
- Möglichkeit zur Entwicklung eines breiteren Angebotsspektrums

Nachteile: - Unterordnung unter die Standards und Richtlinien des

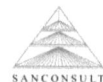 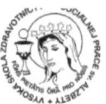
Netzwerkes
- (anfängliche) Mehrarbeit und Kosten zur Umstrukturierung
- Kostenrisiko bei Einsatz von Ärzten außerhalb des Netzwerkes

IV. Niedergelassene Ärzte

Vorteile: - Nutzung des Know-hows und der Technologien anderer
Mitglieder des Netzwerkes
- bessere und langfristigere Planungsgrundlagen und –sicherheit
- Imageförderung und Aufgabenvielfalt in der Gatekeeperfunktion
- Option auf neue verbesserte Vergütungsregelungen
- Intensivierung der Arzt-Patientenbeziehung

Nachteile: - Unterordnung unter medizinische und wirtschaftliche Netzwerk-
vorgaben und dadurch Aufgabe der Selbstständigkeit
- (anfängliche) Mehrarbeit und Kosten zur Umstrukturierung
- Kostenrisiko bei Einsatz von Ärzten außerhalb des Netzwerkes

Die Integrierte Versorgung ist nach Durchführung von Korrekturen zur weiteren Vereinfachung des Systems und besseren Finanzierung ein geeignetes Modell aus dem verkrusteten und sektoral geprägten Gesundheitssystem in Deutschland auszusteigen. Außerdem könnten die unsäglichen Budgetdeckelungen abschafft werden. Langfristig würde auch die Qualität und die Transparenz für alle Beteiligten über die Leistungsfähigkeit und die Kostenstruktur des deutschen Gesundheitswesens erhöht werden.

Auch das oberste Ziel, die Vermeidung weiterer Kostensteigerungen, kann erreicht werden, da durch ein funktionierendes System viele Probleme und unnötige Prozesse wie z. B. Doppeluntersuchungen, ausgedehnte Krankenhausaufenthalte, unkoordinierte Systemabläufe und lückenhafte Patientendaten, zu vermeiden wären.

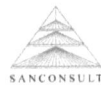 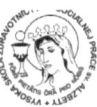

6. Reflektion zu Österreich

Das österreichische Gesundheits- und Sozialsystem versucht seit dem Jahre 2008 einen umfangreichen Umgestaltungsprozess einzuleiten, der aufgrund von steigenden Kosten und Qualitätsstandards notwendig wurde.

In Österreich sind die einzelnen ambulanten und stationären Versorgungsbereiche starr getrennt und segmentiert. Die damit verbundenen großen Lücken im Informationstransfer führen zu Über- oder Unterversorgungen in Verbindung mit kostspieligen Doppelgleisigkeiten (vgl: Czypionka, T. et al., 2008, S: 1) Aufgabe der österreichischen Bundesregierung und der einzelnen Landesregierungen ist es deshalb, gesetzliche Grundlagen für eine ganzheitliche sektoren- und regionenübergreifende Planung und die Vorarbeiten für eine spätere beabsichtigte Zusammenführung des dualen Finanzierungssystems aus Krankenhausfinanzierung und extramuraler Finanzierung zu schaffen.

6.1. Aktuelle Situation

Am 14. Juli 2008 wurde das Bundesgesetzblatt (BGB1.I) – Nr. 105 zur Vereinbarung über die Organisation und Finanzierung des Gesundheitswesens ausgegeben. In diesem Gesetzblatt wurden die in Österreich, das im Gesundheitswesen länderhoheitlich organisiert ist, bis zum Jahre 2013 geplanten Maßnahmen in Zusammenarbeit mit der Bundesregierung beschlossen.

Nach dem Studium des Gesetzblattes wird klar, dass Österreich systembedingt von einer Umsetzung des Managed Care-Gedankens weiter entfernt ist als die USA und Deutschland. In diesen beiden Ländern gestaltet es sich schon sehr schwierig MC umzusetzen, obwohl die USA über jahrelange Erfahrungen und gewachsene MC-Strukturen verfügt und die Bemühungen in Deutschland zumindest bundeseinheitlich gesteuert und finanziert werden können. Wesentliche Grundlagen, die in Österreich erst einmal geschaffen werden müssen. Die Umsetzung in Österreich soll eine Bundesgesundheitsagentur übernehmen, deren Bezeichnung eine zentrale Stelle vermuten lässt. Aber

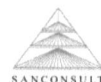 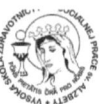

schon die beschriebene Konstruktion ist sehr kompliziert, da sie aus einer Bundesgesundheitskommission mit umfangreicher Zusammensetzung und ebenso zusammengesetzten Landesgesundheitsfonds mit Gesundheitsplattformen bestehen soll (vgl: BGB1.I – 105, Artikel 1, 15 und Artikel). Ob diese Agentur wirklich auf Dauer handlungsfähig sein wird und das sehr umfangreiche Reformpaket angehen und umsetzen kann, bleibt abzuwarten.

6.2. Modellprojekte zur Integrierten Versorgung

Der im Artikel 31, BGB1, I. ausgeführte Kooperationsbereich legt die Förderung von konkreten Projekten zur Integrierten Versorgung, zu Leistungsverschiebungen zwischen intra- und extramuralem Bereich und zur sektorübergreifenden Finanzierung des ambulanten Bereiches durch einen Reformpool fest.

Im Bereich der Reformpoolprojekte gibt es länderspezifisch schon einige Projekte, in Stadien der Konzeptionsphase bis hin zur genehmigten Durchführung, die in vier Ausprägungen in mehreren Bundesländern aufgelegt wurden. Außerdem wurden Projekte zu unterschiedlichen Themenbereichen jeweils in einzelnen Bundesländern aufgelegt. Die vier übergreifenden Projekte werden nachfolgend kurz vorgestellt (vgl: Eger, K., 2007, Folie: 11ff.)

6.2.1. Disease Management Programm

Bei dem Disease-Management-Programm mit dem Titel „Therapie Aktiv – Diabetes im Griff" handelt es sich ein Programm für Patienten mit Diabetes Typ 2. Zu den Kennzeichen die dieses Programm, als ein Modell der Integrierten Versorgung ausweisen, gehören:

Vernetzung der Leistungserbringer

Strukturierung der Behandlungspfade auf der Grundlage einheitlicher Behandlungsrichtlinien

Patientenempowerment: Zielvereinbarung und Patientenschulung

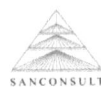 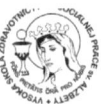
Dokumentation

Evaluation

Dieses Programm weist sowohl bei der Patientenauswahl, als auch von der Konzeption Gemeinsamkeiten mit den auch in Deutschland aufgelegten unter Punkt 5.3. vorgestellten Disease-Management-Programmen für Diabetiker auf und haben vermutlich ihren Ursprung im Fall-Management aus den USA aus Punkt 3.2.

6.2.2. Entlassungsmanagement

Bei diesem Programm, welches auf das in den USA praktizierte Case-Management zurückgeht, bekommen Patienten mit komplexem Versorgungsbedarf bei der Organisation und Koordination der poststationären Betreuung Hilfestellungen von sogenannten Case-Managern. Teilweise besuchen diese die Patienten schon auf der Krankenstation und leiten erste Maßnahmen ein. Derzeit bestehen zwei unterschiedliche Konzepte für den Aufgabenbereich des Case-Managers:

I. **Versorgungskoordinatoren**

Hier handelt es sich um Angestellte der Sozialversicherung, deren Aufgabenbereich die optimierte Versorgung mit SV-Leistungen wie z. B. Heilmittel, Heilbehelfe, Hauskrankenpflege und Verbandsstoffe umfasst.

II. **Entlassungsmanager**

In diesem Fall betreut ein Angestellter der Krankenanstalt den Patienten. Seine Aufgabe ist die Koordination sämtlicher Leistungen im Anschluss an den stationären Aufenthalt, wie die Pflege, die Betreuung durch Sozialdienste und niedergelassene Ärzte, usw.

Das Entlassungsmanagement trägt zur Entlastung der Patienten und der Angehörigen, ebenso wie des Personals im intra- und extramuralen Bereich, bei. Mögliche Kostenersparnisse lassen sich durch eine Reduktion der Verweildauern, die Vermeidung von Versorgungslücken und poststationären Komplikationen sowie die damit verbundene Reduktion der Wiederaufnahmenraten erzielen.

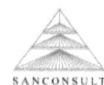 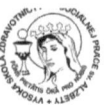
6.2.3. Integrierte Versorgung von Schlaganfallpatienten

Dieses Modellprojekt beginnt bereits im präventiven Stadium, nämlich bei der Schulung und Ausbildung der Ersthelfer, die sensibilisiert werden, die Indikation „Schlaganfall" frühzeitig zu erkennen und Sofortmaßnahmen einzuleiten. Dem folgen die Optimierung der Behandlungsprozesse durch vorgegebene Richtlinien und der frühzeitige Weg in die Rehabilitation. Ergänzt durch eine entsprechende Dokumentation und Evaluation handelt es sich auch hier um ein klassisches Fallmanagement.

Besonders bei der Indikation Schlaganfall, lassen sich ebenso wie in Deutschland bei den Herzpatienten, durch ein optimiertes Fallmanagement das Ausmaß der Schädigungen und die Folgeschäden positiv beeinflussen. Damit sollte sich bei diesen Patientengruppen langfristig die Versorgungsqualität verbessern und die Kostenbelastung für das Gesundheitswesen verringern lassen.

6.2.4. Mamma-Screening

Das Programm Mamma-Screening dient der Prävention bzw. Früherkennung von Karzinomen im Rahmen von flächendeckenden Public Health Programmen für Europa. Dazu hat die Europäische Union für die Mitgliedsländer EU-Leitlinien (European guidelines for quality assurance in breast cancer sreening and diagnosis) vorgegeben, die der Vereinheitlichung der Standards, der Qualitätssicherung und der internationalen Vergleichbarkeit der Ergebnisse dienen. Es handelt sich also um ein umfassendes und detailliert ausgearbeitetes europäisches Managed Care Programm an dem sich viele österreichische Bundesländer beteiligen. Erstrebenswert ist, dass in Zukunft alle Bundesländer einsteigen, da bei diesem Pilotprojekt auf einer bestehenden und detailliert ausgearbeiteten Grundlage wertvolle Erfahrungen gesammelt werden können, die auch bei anderen Projekten und Konzeptionen einfließen könnten.

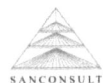 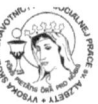
Die Zielgruppe sind Frauen im Alter von 50 bis 69 Jahren und das Ziel der EU ist es bei einer Teilnahme von 70-75 % aller Frauen am Screening im Abstand von zwei Jahren, die Brustkrebsrate durch Früherkennung um 25-30 % zu senken.

Das Programm umfasst eine interdisziplinäre Screeningkette, die von der Diagnose, über die Therapie bis zur Nachsorge reicht und es fördert die Zusammenarbeit unterschiedlicher Organisationen nicht nur über Bundesländer- sondern auch über Ländergrenzen hinweg.

6.2.5. Auflistung weiterer Projekte zur Integrierten Versorgung

Der Vollständigkeit halber hier die nicht repräsentative Liste weiterer Einzelprojekte und –konzepte der österreichischen Bundesländer:

Burgenland: Dickdarmkrebsvorsorge, Beratungszentrum Kinder- und Jugendpsychiatrie

Kärnten: Palliativ-Versorgungskonzept, Verbesserungsprojekt zur logopädischen Versorgung, Versorgungskoordinatoren der Sozialversicherungen

Niederösterreich: Integrierte Hospiz- und Palliativversorgung, onkologische Versorgung Waldviertel, Kardiologische Versorgung Waldviertel, Zentrale interdisziplinäre Aufnahmestation Landesklinikum Waldviertel Horn, Zahnbehandlung in Narkose für bestimmte Personengruppen

Oberösterreich: Überleitungspflege

Salzburg: Präoperative anästhesiologische Befundung

Steiermark: Versorgung koronare Herzkrankheiten und/oder Aortenstenose, Palliativ- und Hospizversorgung, Projekt „Herz.leben", Nephrologische Versorgung, Nahtstellenmanagement Graz, Medizinische Hauskrankenpflege Bezirk Hartberg, Best-Practice-Modell vernetztes teleunterstütztes Management chonischer Wunden

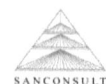 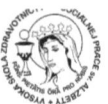
Tirol: Hopiz- und Palliativversorgung, Heilmittel an der Schnittstelle, Präoperative Diagnostik

Vorarlberg: Mobiles Palliativteam, Mobile Kinderkrankenpflege

Wien: Kinderfachärztliche Notdienstordination im AKH, Einführung Versorgungsebene „Arzt für Allgemeinmedizin" in die Struktur eines Schwerpunktkrankenhauses, Patientenorientierte integrierte Krankenbetreuung (PIK).

6.3. Würdigung Managed Care/Integrierte Versorgung in Österreich

Die Darstellung der unter Punkt 6.2. behandelten Modelle zeigt, dass in Österreich die Bereitschaft und auch ausreichend Ideen vorhanden sind, Projekte zur Integrierten Versorgung aufzulegen und umzusetzen. Bevor aber diese Projekte wirklich flächendeckenden Charakter bekommen können, muss es in Österreich eine Systemumstellung geben. Dazu gehören für mich die folgenden wesentlichen Änderungspunkte:

I.   Die generelle Gesetzgebung und die Gesetzvollziehung für das Gesundheitswesen gehört in den Verantwortungsbereich des Bundes.

II.   Beim Krankenanstaltenrecht sollte die Grundsatzgesetzgebung beim Bund und die Ausführungsverantwortung beim Land angesiedelt werden.

III.   Für den Bereich des Sozialversicherungswesens ist die Gesetzgebung durch den Bund und die Selbstverwaltung durch die Sozialversicherungsträger zu gewährleisten.

IV.   Es sollte eine generelle Zusammenführung der dualen Finanzierung nach einheitlichen Richtlinien erfolgen.

V.   Alle weiteren zersplitterten Kompetenzbereiche sollten neu geordnet werden.

Die im BGBl.I. – Nr. 105 vom 14. Juli 2008 getroffenen Vereinbarungen erfüllen dieses Anforderungen nur ansatzweise. Die einzurichtende Bundesgesundheitsagentur hört sich nur namentlich nach einer Institution an, die

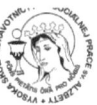

Reformprogramme im österreichischen Gesundheitswesen umsetzen kann, inhaltlich wird hier nur eine weitere bürokratische Instanz geschaffen. Solange kein generelles politisches Umdenken und eine Umstellung des verkrusteten Systems stattfindet, sind leider auch die guten Ansätze in Österreich Projekte zur Integrierten Versorgung umzusetzen, langfristig zum Scheitern verurteilt.

Literaturverzeichnis

Berchtold, P. Michael/Alder E. (Hrsg.) (2003), „Die Umarmung des Hippokrates" Systemintegration im Gesundheitswesen. EMH, Schweizerischer Ärzteverlag AG, Basel

Czypionka, T. et al. (2008), „Case-Management in Österreich und Europa", Gesundheitsökonomische Evaluation: politische Implikationen und nutzentheoretischer Outcome, Health System Watch – Beilage zur Fachzeitschrift Soziale Sicherheit Hauptverband der österreichischen Sozialversicherungsträger, Wien

Eger, K. / Sandholzer K. (2007), „Integrierte Versorgung in Österreich – eine Bestandsaufnahme", Competence Center Integrierte Versorgung – Optimierte Wege zur Gesundheit, Internetquelle: http://www.verwaltung.ktn.gv.at/cgi-bin/evoweb.dll/cms/akl/30732_DE-- 2._GK_Eger_Korac.pdf, Zugriff: 11. Dezember 2008, Wien

Mühlenkamp, H. (2000), „Die Rolle von Managed Care im US-amerikanischen Gesundheitswesen", Aktuelle Entwicklungen und gegenwärtige Ereignisse, Institut für Haushalts- und Konsumökonomie (530b) der Universität Hohenheim, Hohenheim

Nationalrat Österreich (2008), Bundesgesetzblatt für die Republik Österreich, 105, Vereinbarung gemäß Art. 15a B-VG über die Organisation und Finanzierung des Gesundheitswesens, Wien

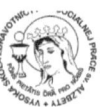
Zweifel, P. / Schröder J. (2007), „Managed Care – ein internationaler Vergleich mit Lehren für die Schweiz", Studie im Auftrag der Vereinigung der Pharmafirmen in der Schweiz (VIPS), Sozialökonomisches Institut der Universität Zürich, Zürich

Anhang

Power-Point-Präsentation zum Thema „Managed Care"

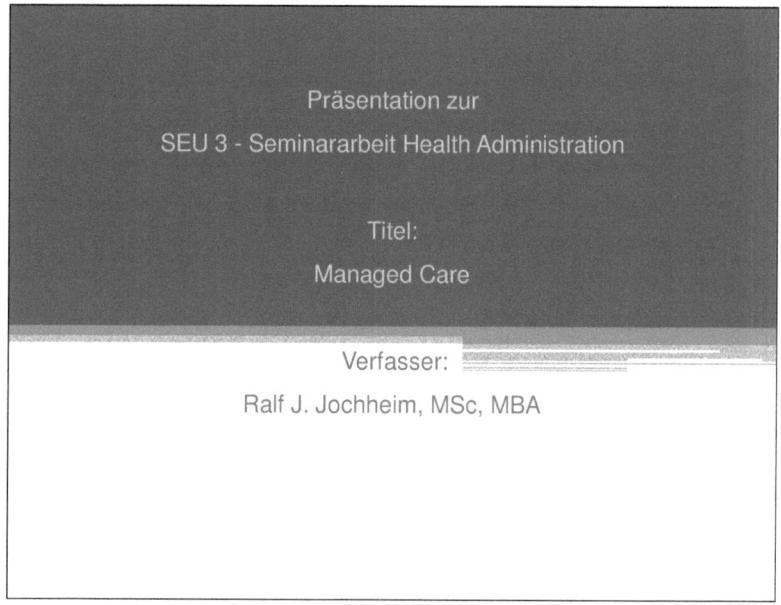

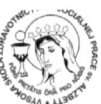

Vorbemerkung:

Für den aus den USA stammenden Begriff

„Managed (Health) Care"

existiert keine eindeutige Übersetzung und keine

allgemeingültige Definition im deutschen Sprachgebrauch.

Es werden verschiedene Begriffe, wie

„Versorgungsmanagement", „Geführte Versorgung" oder

die in deutschen Gesetzestexten benutzte Bezeichnung

„Integrierte Versorgung" herangezogen.

Versuch einer Definition:

„Managed Care ist der Versuch, unter Anwendung

verschiedener Managementinstrumente und

Organisationsformen, die Kosten im

Gesundheitswesens so zu steuern, dass bei

Sicherung oder Steigerung der bestehenden

Behandlungsqualität, die Kosten reduziert oder

mindestens auf gleichem Niveau gehalten werden"

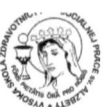

Managed Care Instrumente (1)

Gatekeeper

§ übt sogenannte „Schleusenwärterfunktion aus
§ sichert die medizinische Versorgung auf niedrigster Stufe
§ koordiniert und organisiert den Behandlungsablauf
§ entscheidet über die jeweils angemessene medizinische Leistungserbringung durch Allgemeinmediziner, Facharzt oder Krankenhaus, zur Vermeidung unnötiger Kosten.

Fall-Management

§ zusammenfassender Begriff für Case- und Disease-Management
§ Ziel ist die Schnittstellenkoordination zwischen Prävention, Diagnostik, Therapie, Reha und Pflege

---

Managed Care Instrumente (2)

Pauschalierte Vergütungsmodelle

MC zeichnet sich durch neue Vergütungssysteme aus, die die Einzelfallvergütung ersetzen und die Gesunderhaltung fördern sollen:

§ Fallpauschalen
Erstattung einer fixen Summe pro Behandlungsfall

§ Kopfpauschalen
Zahlung einer Pauschale an eine Gemeinschaft von Leistungserbringern für in Menge und Qualität definierte Leistung, Verteilung der Summe erfolgt intern

§ Gehalt für Ärzte
Einfach umzusetzen, aber kein Anreiz für effektives Arbeiten

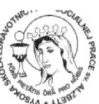

Qualitätsmanagement

QM ist ein wesentliches Element im Rahmen von MC zur Vorbeugung einer möglichen Leistungsvorenthaltung. Das QM hat die Aufgabe Anreizsysteme und Organisationsformen vorzugeben. Zu berücksichtigen sind deshalb:

Definition der QM-Kriterien und -Messinstrumente

Erfassung der Versicherten/Patienten zur Leistungserstellung im Sinne der Kundenorientierung

Methoden der Mitarbeitermotivation zur Qualitätssicherung und –steigerung im Sinne der Mitarbeiterorientierung

Prozesskontrolle bei der Erstellung und Einhaltung von Gesundheitsleistungen

Managed Care in den USA

70% der versicherten Bevölkerung in den USA sind in einer Versicherungsform mit MC-Elementen versichert. **Drei MC-Organisationsformen** sind exemplarisch:

I. HMOs – Health Maintenance Organisations

Profit-Unternehmen, die für eine vereinbarte Prämie ein umfassendes Gesundheitspaket mit mindestens ambulanter ärztlicher und stationärer Leistung bieten.

Leistungserbringung und Finanzierung bei einem Anbieter. Die bis 30 % günstigere Versicherungsprämie wird für die Versicherten an bestimmte Vorschriften geknüpft.

Es bestehen mehrere Modellvarianten, die auf den kommenden Folien erläutert werden.

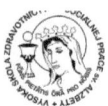

Modellvarianten von HMOs (1)

Staff-Model

§ einfachste und seltenste Form

§ HMOs sind Träger von Praxen und Leistungserbringer

§ Ärzte sind angestellt mit fixem Gehalt, teilweise mit Boni

§ Patienten ohne Mitgliedschaft werden nicht behandelt

Group-Model

§ HMOs schließen Exklusivverträge mit Gruppenpraxis

§ Ärzte sind dort Teilhaber oder angestellt

§ Vergütung über Fall- oder Kopfpauschalen

§ externe Patienten dürfen nicht behandelt werden

Modellvarianten von HMOs (2)

IPA (Independent-Practice-Association)

§ häufigste Modellform

§ Zusammenschluss selbstständiger Ärzte in freier vertraglicher Zusammenarbeit mit Versicherer

§ Ärzte schließen auch mit anderen Versicherern Verträge

§ dadurch arbeiten die Ärzte nach verschiedenen Therapiestandards und Behandlungsvorgaben

§ fachärztliche Leitungen werden einzeln vergütet

Network-Model

§ Kombination aus IPA- und Group-Model

§ Verträge mit ausgewählten Praxen und Arztgruppen

§ HMO übernimmt Steuerung, Kontrolle und Koordination der Mitglieder, Patient wählt einen Arzt als Gatekeeper

§ Vergütung durch vereinbarte Pauschalen

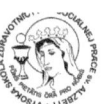

II. PPOs – Prefered Provider Organisations

Diese Organisationsform wurde 10 Jahre nach den HMOs von konventionellen Versicherern und von Ärzten ins Leben gerufen. Trotz Ähnlichkeit bestehen drei wesentliche Unterschiede zu den HMOs:

1. Instrument Gatekeeper wird kaum verwendet

2. keine Beteiligung der Ärzte am Versicherungsplanrisiko

3. Einzelleistungsvergütung mit Abschlägen für den ambulanten und Fallpauschalen für den stationären Bereich.

Mehr Freiheiten für Ärzte und Patienten, bedeuten hier auch höhere Versicherungsprämien. Realisierung von Kostenersparnissen durch Preisrabatte von Leistungserbringern und Eigenbeteiligung der Versicherten.

III. POSs – Point of Service Organisations

§ Mischform aus HMOs und PPOs mit steigender Bedeutung.

§ Versicherte können zum Zeitpunkt der Inanspruchnahme entscheiden, ob sie Leistungen des HMO-Netzwerks in Anspruch nehmen oder sich Wahlfreiheit und Strukturvorteile externer Anbieter gönnen.

§ Kostenmäßig liegen HMO-Leistungen auf dem niedrigen HMO-Niveau und externe auf dem PPO-Niveau

§ Vorteile sind einerseits die Aufrechterhaltung der Arzt-Patienten-Beziehung und andererseits die in den USA wichtige Wahlfreiheit

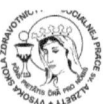

Probleme trotz Managed Care in den USA

Obwohl die USA Managed Care als erstes eingeführt hat und lange Erfahrung mit dem System hat, bestehen viele gravierende Probleme im Vergleich zu europäischen Staaten, wie beispielsweise Deutschland, Schweden, Niederlande, Großbritannien und der Schweiz:

1. höchste Gesundheitsausgaben gemessen am Bruttoinlandsprodukt
2. schlechtester Gesundheitszustand gemessen an der Lebenserwartung
3. keine obligatorische Krankenversicherung, keine Grundversorgung, 16 % Nichtversicherte
4. ca. 60 % MC-Versicherte über Arbeitgeber, dadurch keine Wahlfreiheit und kein Wettbewerb
5. Starke differenzierte Leitungskataloge der Anbieter

Aktueller Stand von Managed Care in Deutschland

In Deutschland wurden mit dem Gesundheitsstruktur-gesetz 2000 und dem GKV-Modernisierungsgesetz 2004 die Förderung und vereinfachte Rahmenbedingungen vereinbart. Ziele mit Fokus auf Kosteneinsparungen bzw. Vermeidung der weiteren Kostenzunahme:

1. Voraussetzungen schaffen für die Vernetzung der ambulanten und stationären Leistungsanbieter
2. Nutzung der Synergieeffekte von Kooperationen
3. Übernahme der Budgetverantwortung durch Anbieter, dadurch Anreiz zu wirtschaftlicher Arbeitsweise
4. Endziel soll die Übernahme der ganzheitlichen Gesundheitsversorgung durch eine sektorübergreifende Vernetzung oder durch Organisationen mit gemeinsamen Budget sein.

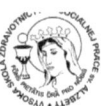

Drei deutsche Modellprojekte für Integrierte Versorgung (1)

I. Hausarztmodelle

§ ärztliches Betreuungsmodell
§ Hausarzt sichert Grundversorgung
§ Gatekeeperfunktion zur Weiterleitung
an Fachärzte oder ans Krankenhaus
§ Fallmanager zur Steuerung des Leistungsgeschehens
§ Krankenkasse und Hausarzt schließen Vertrag
§ Versicherte verpflichten sich freiwillig ein Jahr
teilzunehmen, dafür Beitragsreduktion
§ nur von 20 % der Versicherten angenommen
§ Hausärzte haben keine Budgetverantwortung

keine Kostenersparnis bisher, da weder Arzt noch
Patient ein Vorteil aus Verhaltensänderung entsteht!

Drei deutsche Modellprojekte für Integrierte Versorgung (2)

II. Medizinische Versorgungszentren - MVZs

§ organisierte Form einer fachärztlichen und
sektorübergreifenden Zusammenarbeit
§ ähnlich Network-Modell, aber medizinische und
ökonomische Verantwortung nicht in einer Hand
§ Möglichkeit das Ärzte effizienzbezogene Verträge
abschließen besteht, aber in der Realität schließt
die Kassenärztliche Vereinigung die Verträge ab
und die konventionelle Vergütung bleibt

keine Kostenersparnis bisher, teilweise regt sogar das
umfassende Angebot der MVZs dazu an eine
Überversorgung zu erzeugen und die Kosten steigen!

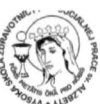

Drei deutsche Modellprojekte für Integrierte Versorgung (3)

III. Disease-Management-Programme - DMPs

§ Programme in Form eines Fall-Managements, um Prozesse zur Behandlung und Betreuung chronisch kranker Patienten zu optimieren

§ bisher aufgelegt für vier Indikationen: Brustkrebs, Asthma, Herzerkrankung und Diabetes

§ Bundesversicherungsamt legt Behandlungsrichtlinien fest und sorgt für Qualitätskontrollen

§ Patienten erhalten Beitragsreduktion und durch regelmäßige Kontrolluntersuchungen sollen Folgeschäden sowie akute Gesundheitsverschlechterungen verhindert werden

§ Der Preis dafür ist der Verzicht auf Wahlfreiheit

wird nicht gut angenommen. Mögliche Gründe: Den Ärzten wird die Behandlungsfreiheit beschnitten und es gibt keine Vergütungsanreize. Den chronischen Patienten scheint ihre Wahlfreiheit wichtiger zu sein, als die Programmteilnahme.

Reflektion zu Österreich

Aktuelle Situation

In Österreich sind die ambulanten und stationären Versorgungsbereiche starr getrennt. Damit verbunden sind große Lücken im Informationstransfer, das führt zu Über- oder Unterversorgungen und ist mit kostenintensiven Doppelgleisigkeiten verbunden.

Aufgabe der österreichischen Bundesregierung ist es, in Zusammenarbeit mit den Länderregierungen, gesetzliche Grundlagen für eine sektor- und regionen-übergreifende Planung und die Zusammenführung des dualen Gesundheitssystems zu schaffen.

Am 18. Juli 2008 wurde deshalb das Bundesgesetzblatt BGB1,I. - Nr. 105 zur Vereinbarung über die Organisation und Finanzierung des Gesundheitswesens erlassen.

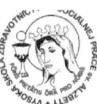

Modellprojekte zur Integrierten Versorgung (1)

Da im Artikel 31, BGB1,I. die Förderung von Projekten zur Integrativen Versorgung durch einen Reformpool festgelegt wurde, wurden länderspezifisch schon einige Projekte aufgelegt. Dazu gehören vier länderübergreifende:

I. Disease Management Programm

Programm für Patienten mit Diabetes Typ 2 mit dem Titel „Therapie aktiv – Diabetes im Griff", die Kennzeichen sind:
§ Vernetzung der Leistungsträger
§ Strukturierung der Behandlungspfade
§ Patientenempowerment:
Zielvereinbarung und Patientenschulung
§ Dokumentation und Evaluation
Gemeinsamkeiten mit dem deutschen Programm …

Modellprojekte zur Integrierten Versorgung (2)

II. Entlassungsmanagement

Dieses Programm hat seinen Ursprung im Case-Management der USA. Patienten mit komplexem Versorgungsbedarf bekommen hier poststationäre Hilfe von Case-Managern, die schon auf der Krankenstation erste Schritte einleiten. Es gibt zwei Konzepte:

1. Versorgungskoordinatoren

Angestellte der Sozialversicherungen optimieren Versorgung mit SV-Leistungen wie z. B. Heilmittel, Heilbehelfe

2. Entlassungsmanager

Angestellte der Krankenanstalten koordinieren sämtliche Leistungen im Anschluss an der stationären Aufenthalt

Entlastung der Patienten und Angehörigen sowie auch des Personals der intra- und extramuralen Bereiche. Kostenersparnisse durch Verweildauerreduktion, Vermeidung von Versorgungslücken und poststationären Komplikationen.

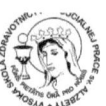

Modellprojekte zur Integrierten Versorgung (3)

III. Integrierte Versorgung von Schlaganfallpatienten

§ Beginn bereits im präventiven Stadium
§ Schulung und Ausbildung von Ersthelfern
§ Optimierung der Behandlungsprozesse durch Vorgabe genauer Behandlungsrichtlinien
§ frühzeitiger Weg in die Rehabilitation
§ Dokumentation und Evaluation
§ klassisches Fallmanagement

Besonders bei der Indikation Schlaganfall lassen sich durch ein optimiertes Fallmanagement das Ausmaß der Schädigungen und der Folgeschäden positiv beeinflussen. Damit steigt die Versorgungsqualität und die Kostenbelastung für das Gesundheitswesen sinkt.

Modellprojekte zur Integrierten Versorgung (4)

IV. Mamma-Screening

§ Programm zur Früherkennung von Mamma-Karzinomen
§ flächendeckendes EU-Public-Health-Programm
§ EU hat Leitlinien zur Vereinheitlichung der Standards, der Qualitätssicherung und der internationalen Vergleichbarkeit der Ergebnisse vorgegeben
§ umfassendes und detailliert ausgearbeitetes europäisches Managed-Care-Programm
§ Programm umfasst interdisziplinäre Screeningkette, die von Diagnose, über Therapie bis zur Nachsorge reicht

Es machen viele, aber leider nicht alle Bundesländer mit. Dies wäre erstrebenswert, da es die EU-weite Zusammenarbeit fördern würde und wertvolle Erfahrungen auch für andere Projekte gesammelt werden könnten.

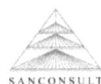

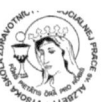
Quellen

Literatur

Berchtold, P. Michael/Alder E. (Hrsg.) (2003), „Die Umarmung des Hippokrates"
Systemintegration im Gesundheitswesen. EMH, Schweizerischer Ärzteverlag AG, Basel

Czypionka, T. et al. (2008), „Case-Management in Österreich und Europa", Gesundheitsökonomische
Evaluation: politische Implikationen und nutzentheoretischer Outcome, Health System Watch –
Beilage zur Fachzeitschrift Soziale Sicherheit Hauptverband der österreichischen
Sozialversicherungsträger, Wien

Eger, K. / Sandholzer K. (2007), „Integrierte Versorgung in Österreich – eine Bestandsaufnahme",
Competence Center Integrierte Versorgung – Optimierte Wege zur Gesundheit, Internetquelle:
http://www.verwaltung.ktn.gv.at.cg-bin/evoweb.dll/emgiaid,30733,DE,-2_GK_Eger_Kopie.pdf,
Zugriff: 11. Dezember 2008, Wien

Mühlenkamp, H. (2000), „Die Rolle von Managed Care im US-amerikanischen Gesundheitswesen",
Aktuelle Entwicklungen und gegenwärtige Ereignisse, Institut für Haushalts- und
Konsumökonomie (530b) der Universität Hohenheim, Hohenheim

Nationalrat Österreich (2008), Bundesgesetzblatt für die Republik Österreich, 105, Vereinbarung
gemäß Art. 15a B-VG über die Organisation und Finanzierung des Gesundheitswesens, Wien

Zweifel, P. / Schröder J. (2007), „Managed Care – ein internationaler Vergleich mit Lehren für die
Schweiz", Studie im Auftrag der Vereinigung der Pharmafirmen in der Schweiz (VIPS),
Sozialökonomisches Institut der Universität Zürich, Zürich

14. April 2011